UNA VIDA SALUDABLE

TAICHI MARIPOSA

SALUD, ENERGÍA Y TRANQUILIDAD

W9-CNC-097

BLUME

MARTIN FAULKS

BLUME

Título original:
Butterfly Tai Chi

Traducción:
Enrique Herrando Pérez

Revisión especializada de la edición en lengua española:
Bárbara Romero Acuña
Profesora de yoga y yogapilates

Coordinación de la edición en lengua española:
Cristina Rodríguez Fischer

Primera edición en lengua española 2011

© 2011 Naturart, S.A. Editado por BLUME
Av. Mare de Déu de Lorda, 20
08034 Barcelona
Tel. 93 205 40 00 Fax 93 205 14 41
e-mail: info@blume.net
© 2009 Duncan Baird Publishers, Londres
© 2009 del texto Martin Faulks

I.S.B.N.: 978-84-8076-947-1

Impreso en Hong Kong

WWW.BLUME.NET

Este libro se ha impreso sobre papel manufacturado con materia
prima procedente de bosques sostenibles. En la producción
de nuestros libros procuramos, con el máximo empeño,
cumplir con los requisitos medioambientales que promueven
la conservación y el uso sostenible de los bosques, en especial
de los bosques primarios. Asimismo, en nuestra preocupación
por el planeta, intentamos emplear al máximo materiales
reciclados, y solicitamos a nuestros proveedores que usen
materiales de manufactura cuya fabricación esté libre de cloro
elemental (ECF) o de metales pesados, entre otros.

Contenido

Introducción

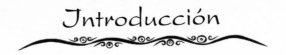

La historia del taichi

El taichi quian es una de las artes legendarias de la antigua China. Existen muchos mitos sobre sus orígenes; el más popular y célebre narra su creación, hace 800 años, por el maestro taoísta Zhang Sanfeng, que vivió en las montañas de Wudang. Cuenta la leyenda que tuvo unos sueños en los que le fueron confiados los secretos del taichi y que, inspirándose en ellos, suavizó el kung fu, convirtiéndolo en un arte marcial con una orientación más espiritual.

Sin embargo, los registros históricos más antiguos que tenemos del taichi datan de hace tan sólo 300 años e indican que surgió en la aldea de Chen, situada en el condado de Wenxian, en la provincia de Henan. Lo practicaba un comandante de guarnición del ejército y gran guerrero cuyo nombre era Chen Wing Ting.

Debido a las incesantes invasiones extranjeras y levantamientos del campesinado, por todo el territorio de China se habían desarrollado muchas artes marciales.

Pero mientras que las anteriores artes habían consistido en movimientos rápidos y potentes, el taichi hacía hincapié en utilizar la fuerza de los contrincantes contra ellos mismos, en «vencer a lo vigoroso con lo suave», «usar un kilo de peso para reconducir mil kilos» y, lo más importante, «adaptarse uno mismo al contrincante». Los movimientos de taichi de este período constan tanto de movimientos suaves y delicados como de golpes drásticos y enérgicos. Con el paso del tiempo, el taichi continuó evolucionando, alejándose de sus raíces en las artes marciales, y los movimientos se hicieron mucho más suaves y más orientados a la salud.

Por toda China se desarrollaron muchos estilos de taichi, si bien a día de hoy son cinco los estilos principales: el *chen* (el estilo marcial original), el *yang* (un estilo más suave, más circular), el *wu* (conocido por sus posturas más modestas y sus movimientos más pequeños), el *wu* (famoso por sus movimientos rápidos y de corto alcance) y el *sun* (conocido por su ritmo intenso y su avanzado juego de piernas).

El tao

El taichi es un arte basado en la tradición espiritual china que se conoce como «taoísmo» (道). Éste tiene más de dos mil años de antiguedad y significa el «sendero» o el «camino», y se trata más de un estilo de vida o un camino espiritual que de una religión en el sentido occidental del término. El taoísmo se guía por las tres joyas del tao: la compasión, la moderación y la humildad. En términos generales, la filosofía taoísta se centra en alcanzar la armonía, la salud, la longevidad, la inmortalidad, la espontaneidad y la acción sin esfuerzo (*wu wei*). Para la filosofía taoísta es fundamental la noción de una fuerza subyacente o principio orientador del universo denominado «tao».

El tao es todo lo que es natural: todas las leyes de la física y de la ciencia, la manera en la que funciona la mente, las reglas de la naturaleza y de la biología. Afecta a todo: a cada planta, a cada animal y a cada persona. En otras palabras, es la fuerza orientadora que hay detrás de la existencia. En realidad, no es algo que pueda definirse, sólo puede experimentarse.

El objetivo del taoísmo es conseguir el tao: vivir en armonía con la estructura fundamental y el orden natural de todo. Esto no se logra mediante la lucha, sino dejándose llevar. Si te resistes, te conviertes en un obstáculo en el orden natural. Al relajarte, te haces mucho más poderoso. Los grandes maestros de taichi solían decir: «El agua es lo más blando que existe; debido a su blandura, ni siquiera un tigre puede herirla con sus garras, pero puede agujerear la piedra más dura».

En otras palabras, nadar dejándose llevar siempre por la corriente del río. El taichi sigue todos estos principios, y mediante la práctica relajada de esta disciplina llegarás a experimentar el tao.

Acerca del taichi mariposa

Los estilos tradicionales del taichi consisten en una serie de movimientos unidos como un baile lento, en el que un movimiento fluye hacia otro sin vacilación. A simple vista, el estilo se asemeja a unas nubes que se desplazan flotando por el cielo o a una serpiente moviéndose lentamente por el suelo. Cada estilo tradicional consiste en ciento ocho movimientos y es necesario llevarlo a cabo en una gran estancia o en el exterior. Puede llevar más de media hora terminar todo un estilo.

En los últimos tiempos, a la gente le resulta cada vez más difícil encontrar un hueco para practicar un estilo tan largo y a muchos les cuesta recordar todos los movimientos. Es por ello que en los últimos 50 años se han desarrollado estilos más cortos de taichi, siendo el más popular de ellos «el estilo de los veinticuatro movimientos», una modalidad simplificada desarrollada por Li Tian Ji. Sin embargo, empecé a darme cuenta de que a muchos de mis alumnos les pa-

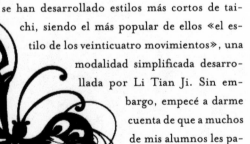

recía que incluso este estilo era difícil de practicar en un entorno doméstico occidental moderno, de modo que me decidí a desarrollar una modalidad de taichi que fuera posible practicar permaneciendo fijo en el mismo sitio. En una habitación de hotel, por ejemplo, o que pudiera practicar alguien que contase con un espacio vital limitado. No obstante, en el taichi es necesario que el movimiento logre que la energía o fuerza interior no deje de circular, y los movimientos que se practican en una posición fija pueden producir un estancamiento de la energía. En vano, traté de hallar el modo de desarrollar un estilo que prácticamente no supusiera ningún movimiento y que, al mismo tiempo, mantuviera el taichi en circulación, y ya casi me había rendido cuando del más improbable de los lugares surgió la inspiración.

Reparé en una mariposa que movía sus alas al sol para calentarse, y mientras la observaba se me ocurrió que éste era uno de los únicos animales a los que había visto hacer ejercicio en toda mi vida. Las mariposas son de sangre fría y baten sus alas al sol porque necesitan calentarse un poco antes de poder volar. La mariposa se hallaba en una posición fija, pero en su interior todo se estaba moviendo. Al batir sus alas estaba haciendo circular por todo su ser la sangre que acababa de calentar.

De repente, supe en qué me estaba equivocando: si había de hallarme fijo en un lugar, la circulación tendría que fluir por dentro. Diseñaría los movimientos de taichi de tal modo que mejoraran de manera natural la circulación del *qi* en el orden establecido por la medicina china. Así, con la ayuda de mi instructor, nació la serie de taichi que se describe en este libro, una serie que creo que resulta aún más eficaz que los estilos tradicionales de taichi en lo que respecta a sus beneficios para la salud.

¿Qué beneficios para la salud tiene el taichi?

El taichi quian es un sistema tradicional chino para la conservación de la salud y la prevención de las enfermedades. Se podría considerar el arte más saludable que existe, al incluir los beneficios para la salud que tienen la calma y el ejercicio moderado, junto con los beneficios fisiológicos y relajantes que posee la meditación y el poder curativo de la acupuntura. Es por ello que el taichi se receta con frecuencia en China como tratamiento para enfermedades tan diversas como la hipertensión, la neurastenia, la tuberculosis pulmonar, las crisis nerviosas, la impotencia, los trastornos de ansiedad, la depresión, la artritis e incluso la diabetes. No obstante, su auténtico poder se halla en su capacidad para prevenir las enfermedades.

Estudios realizados sobre los efectos del taichi han mostrado que, pese al hecho de que los ejercicios son suaves y exigen relajación, también suponen concentración y visualización. Son muy beneficiosos para el funcionamiento del sistema nervioso central, al mismo tiempo que estimulan la corteza cerebral al potenciar determinadas áreas y proteger otras. Esto permite que la corteza cerebral se tome un descanso ante cualquier excitación patológica provocada por enfermedades mentales.

La naturaleza meditativa de los ejercicios provoca una respuesta de relajación en todo el cuerpo y se ha demostrado que esto reduce la tensión arterial y neutraliza por completo los efectos negativos del estrés. Asimismo, quienes practican taichi están más tranquilos y equilibrados.

Estudios realizados sobre la prevención de las enfermedades han revelado que quienes practican esta disciplina tienen unos músculos y unos huesos más fuertes, un sistema cardiovascular, respiratorio y metabólico mucho más eficaz, así como niveles más reducidos de tensión arterial y colesterol que quienes no lo practican. También hay pruebas que demuestran que el taichi refuerza las funciones reguladoras del sistema nervioso central y la coordinación de los órganos internos.

Pero puede que la práctica del taichi tenga otro beneficio oculto que la ciencia aún no conoce. De acuerdo con la medicina tradicional china, el cuerpo tiene patrones naturales de una energía denominada *qi* (o «chi»), un concepto fundamental para la cultura tradicional china. Es un tipo de energía espiritual que forma parte de todo ser vivo. Es la fuerza vital o éter de Occidente, que regula el cuerpo y lo mantiene sano mediante un sistema de canales denominados «meridianos». El taichi fue concebido para garantizar la correcta y saludable circulación del *qi* a través del cuerpo, revitalizando así los tejidos y órganos.

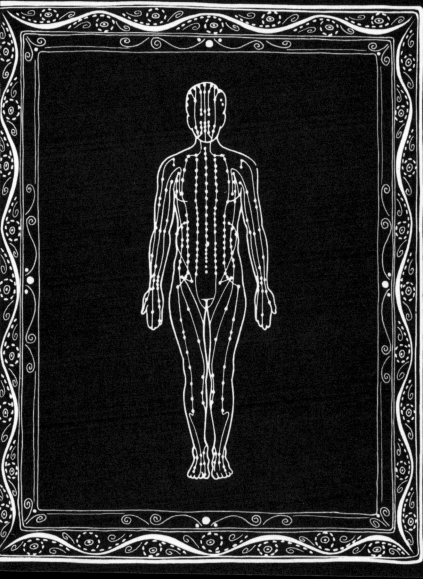

Cómo practicarlo

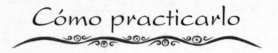

Durante la práctica del taichi, tu postura debería ser buena pero relajada; los miembros, y en especial los brazos, nunca deberían estar del todo rectos, y los movimientos deberían ser naturales y suaves. Los antiguos textos de taichi nos dicen que hay que «moverse con la tranquilidad y la elegancia de un gato» y «ejercer una fuerza tan leve que sea como si se estuviera recogiendo seda de un capullo». Relaja la mente y haz que todos tus movimientos sean regulares. No permitas que tu movimiento deje de tener objeto y vida: es un error habitual. Tus movimientos deberían ser decididos y, al mismo tiempo, relajados.

Tu mente debería estar tranquila y en calma, y tú concentrado en controlar el cuerpo. Puede que necesites un poco de práctica para lograrlo, pero al cabo de unas semanas hallarás una deliciosa serenidad en los movimientos de taichi que lleves a cabo. Si te encuentras con que durante el ejercicio aparece cualquier otro pensamiento, déjalo pasar sin más y vuelve a concentrarte en los movimientos.

Por último, todo debería moverse al unísono, la mente tendría que guiar el cuerpo y cada movimiento debería generarse desde las caderas. Los ojos, el cuerpo, las piernas, los brazos y la respiración tendrían que estar, todos ellos, coordinados. Es posible que adviertas que la respiración se vuelve más profunda y respiras más desde el abdomen durante los ejercicios. Esto es muy beneficioso para tu salud y se desarrollará de forma natural con el paso del tiempo.

Lo mejor es practicar los movimientos en orden, pero tómate la libertad de practicarlos uno por uno hasta que te sientas cómodo con ellos. Recuerda, el taichi se basa en moverse de una manera natural, de modo que no seas demasiado rígido con tus movimientos. El cuerpo humano tiene sus propios ángulos naturales y tu cuerpo es único, de manera que si te resulta incómodo llevar a cabo un movimiento del modo en el que yo lo describo, adáptalo. Tómate cada día el tiempo necesario para practicarlos como una inversión en ti mismo, a ser posible en un lugar libre de distracciones donde no sea probable que te molesten. Por encima de todo, relájate y disfruta con los ejercicios.

El yin y el yang

Al practicar taichi, es importante comprender el principio del yin y el yang, que representa las dos fuerzas opuestas que existen en todas las cosas. Este concepto se suele expresar en un diagrama conocido como el símbolo del taichi. El lado negro (el yin) representa la oscuridad, la fuerza femenina fría y destructiva, mientras que el blanco (el yang) representa la fuerza masculina luminosa, caliente, creativa. Estas fuerzas se pueden ver reflejadas en todas las cosas: noche y día, sol y luna, varón y hembra.

En el taichi aspiramos a lograr el equilibrio perfecto mediante la armonía de los opuestos. Cada movimiento de taichi contiene un reflejo del yin y el yang. Para dominar de verdad esta disciplina, hay que ser capaz de lograr el equilibrio entre el yin y el yang, no sólo en la práctica de los movimientos, sino también en cada aspecto de la vida.

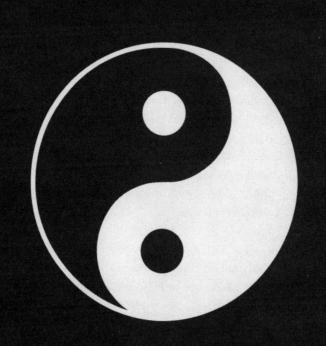

Serie básica de taichi mariposa

Postura de montar a caballo

Todos los ejercicios de esta serie se llevan a cabo desde una posición de arranque llamada «postura de montar a caballo». Esta postura se emplea en casi todas las artes marciales orientales, y, a menudo, se utiliza como un ejercicio independiente para aumentar la fuerza de las piernas, la concentración, la respiración profunda y la circulación del qi. En chino, esto se denomina *Zhang Zong* o «estar de pie como un árbol».

Ponte de pie con los pies en paralelo y separados por la distancia de los hombros. Flexiona las rodillas hasta quedar ligeramente en cuclillas, asegurándote de sentirte cómodo. Mantén la espalda recta y la cabeza erguida. Deja los brazos colgando con los dedos doblados un poco hacia dentro.

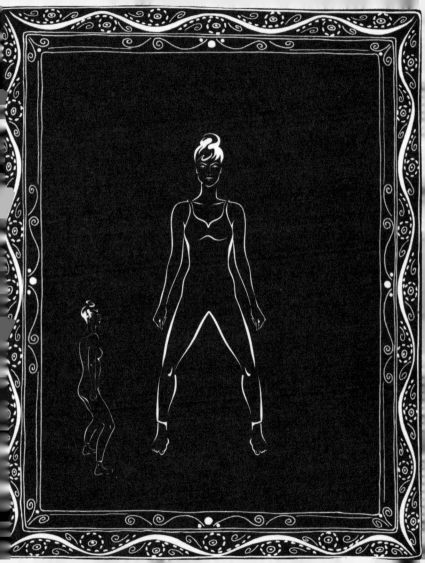

Levantar agua

Este movimiento se debe hacer al principio de cualquier serie de ejercicios para contribuir a relajar la mente. A algunas personas les resulta beneficioso imaginarse que sus brazos se levantan como si flotaran en el agua.

Ponte de pie en la postura de montar a caballo, relajado y con las manos a los lados. Inspira y levanta los brazos frente al cuerpo, manteniendo las muñecas relajadas, de forma que las manos queden colgando, con los dedos un poco doblados hacia dentro. Mientras levantas los brazos, endereza ligeramente las rodillas, de forma que el cuerpo se levante al mismo tiempo que se alzan los brazos. Este movimiento desarrolla una sensación de tranquilidad y relajación que debería mantenerse a lo largo de todos los ejercicios. Relaja los brazos y deja que regresen poco a poco a su posición inicial a ambos lados del cuerpo. Mientras lo haces, deja que el peso del cuerpo te haga recuperar de forma natural la postura de montar a caballo.

Repite la secuencia diez veces.

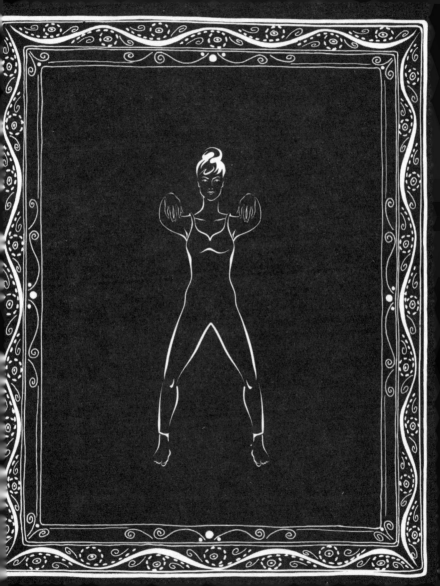

Dar palmaditas al caballo

Este ejercicio, especial para los pulmones, debe su nombre al movimiento natural de pasar las manos por la crin de un caballo, pero quizá te resulte útil imaginar la enérgica respiración de un caballo y la fuerza que posee este animal.

1   Ponte de pie en la postura de montar a caballo. Inspira profundamente y deja que se expanda la caja torácica. Mientras inspiras, levanta ambos brazos a los lados del cuerpo hasta que queden a la altura de los hombros, con las palmas de las manos mirando al frente. Al mismo tiempo, gira el torso a la derecha. Gira, asimismo, las palmas de las manos de forma que queden mirando hacia arriba.

2   Flexiona el brazo derecho por el codo de manera que la palma de la mano de ese brazo quede mirando hacia el frente, por detrás de la cabeza.

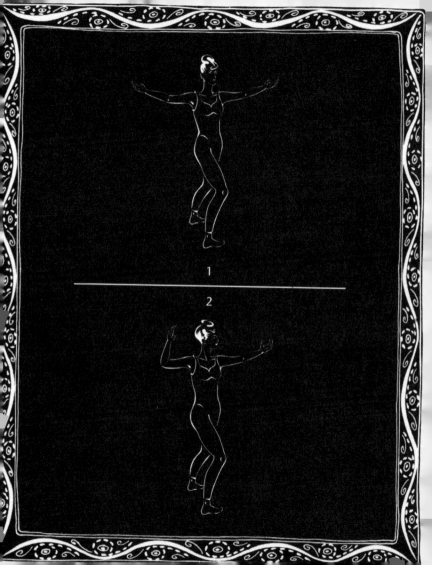

1

2

3   Espira y gira el torso hacia la izquierda para recuperar su posición inicial, girando la cabeza al mismo tiempo que el cuerpo y manteniendo la mirada en la mano izquierda. Mientras te mueves, empuja hacia adelante con la palma de la mano derecha al mismo tiempo que tiras hacia atrás con la izquierda, con la palma hacia arriba. Mientras mueves la mano izquierda y la derecha vuelve a ser visible, concéntrate en esta última.

4   Continúa el movimiento de giro hacia la izquierda y deja que las manos prosigan con su trayectoria hasta que puedas volver las palmas hacia arriba, reproduciendo la posición 1 a la inversa. Con la mano derecha delante y la izquierda detrás, dobla la mano izquierda para que la palma quede mirando al frente y repite el movimiento de «empuje» en el otro lado.

Mantente concentrado en los pulmones y proyecta la fuerza a través de ellos cuando espires.

Repite la secuencia cinco veces en cada lado.

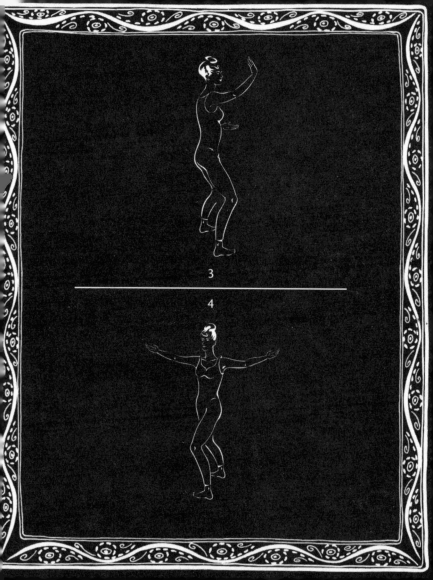

3

4

La aguja
en el fondo del mar

Esta serie comienza con el mismo movimiento que la de dar palmaditas al caballo, de modo que enlaza perfectamente con ella. Al practicarla, imagina que te estás agachando para recoger una aguja que tienes entre los pies. La flexión que implica este ejercicio tiene un efecto curativo y rejuvenecedor sobre los riñones.

1 Respira profundamente para expandir la caja torácica. Al mismo tiempo, gira el torso hacia la derecha y levanta los brazos hasta que queden a la altura de los hombros, con las palmas hacia arriba. Mantén los dedos juntos como en un «golpe de kárate».

2 En un movimiento fluido, flexiona el brazo derecho, gira el cuerpo hacia la izquierda y pasa la mano derecha por delante de la cabeza en un movimiento de barrido «cortante» basado en la rotación de tu cintura. Tus ojos deben seguir el movimiento de corte de la mano, mientras que la otra debe mantenerse al margen.

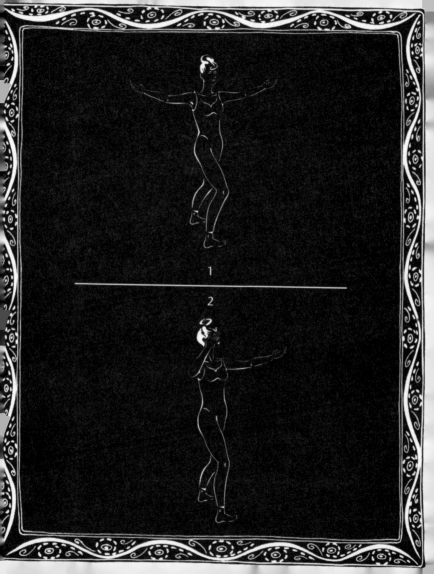

1

2

3   Manteniendo la mirada en la mano derecha, continúa el movimiento de corte doblando la cintura y colocando la mano derecha entre los pies, casi tocando el suelo. Si tu grado de flexibilidad no te permite doblarte hasta ese punto con comodidad, ve aumentando poco a poco el movimiento con el paso del tiempo. Al agacharte, recuerda concentrar tu mente en los riñones.

A medida que recuperes la posición vertical, te darás cuenta de que has vuelto a la postura inicial y de que estás listo para repetir el movimiento en el otro lado, girando el torso hacia la izquierda.

Repite la secuencia cinco veces en cada lado.

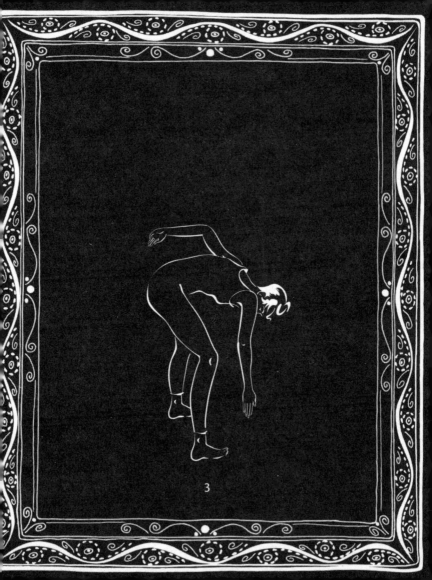

3

El gallito dorado que se sostiene sobre una pata

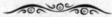

Puedes realizar una transición fluida hacia este movimiento desde el anterior, el de la «aguja en el fondo del mar», pero en un principio quizás prefieras empezar desde una postura de montar a caballo relajada. Este movimiento, como su nombre indica, imita el desplazamiento de un gallito. Asegúrate de centrar la atención en un movimiento ascendente. La fuerza se concentrará de forma natural en el hígado.

1 Inicia esta postura con una inspiración coordinada con el levantamiento del brazo y la pierna derecha al mismo tiempo. El brazo se levanta desde el hombro, y la pierna, desde la cadera. Tanto la mano como el pie están relajados. La palma de la mano se mantiene mirando hacia abajo. La otra mano permanece a la altura de la rodilla levantada.

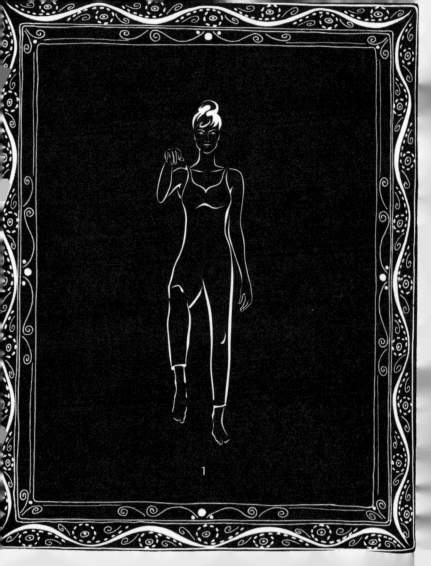

1

2 Este movimiento requiere equilibrio y concentración. Una vez que hayas logrado este pequeño levantamiento, continúalo de forma gradual hasta que el muslo quede casi paralelo al suelo y la mano derecha junto a la cabeza, con la palma mirando hacia arriba. Mientras culminas el movimiento, recuerda concentrarte en el hígado.

Espira y baja con cuidado el cuerpo de manera que recupere la posición de montar a caballo; después, repite con el brazo y la pierna izquierdos.

Repite la secuencia cinco veces en cada lado.

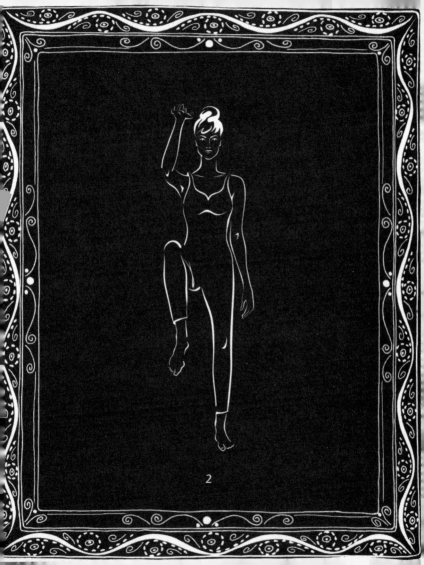

2

Abrir el arco iris

Puedes realizar una transición fluida hacia este movimiento desde el ejercicio anterior, «el gallito dorado», o empezar sin más desde una postura de montar a caballo. Este ejercicio toma su nombre del arco iris, que está asociado con la felicidad en todas las culturas. El movimiento se centra en el corazón. Tener un corazón sano es imprescindible para disfrutar de una vida feliz.

1   Colocándote en la postura de montar a caballo, junta los dorsos de las manos a la altura de la entrepierna.

2   Inspira, elevando los brazos hasta que las manos estén a la altura del pecho, con los codos flexionados y apuntando hacia fuera y los dedos de las manos mirando hacia abajo, mientras los dorsos de las manos siguen en contacto.

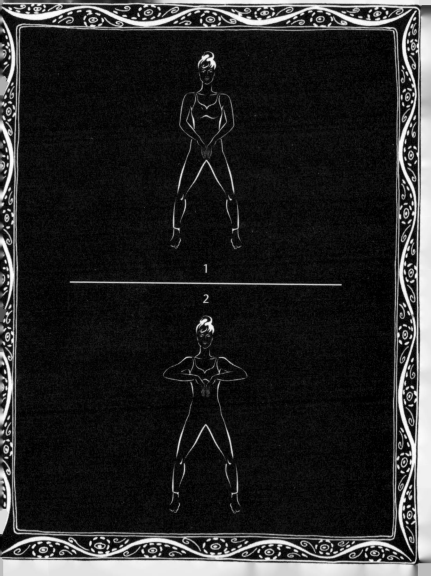

1

2

3 Levanta las manos y despliega los brazos hacia los lados, girando las palmas hacia arriba, al mismo tiempo que te doblas hacia atrás de forma que la espalda quede ligeramente curvada. Mira hacia arriba y extiende las manos hacia fuera de manera que también miren hacia el cielo, con las palmas hacia arriba, y espira.

Cuando hayas acabado de espirar, invierte los movimientos, volviendo a situar las manos ante ti y enderezando la espalda. Baja las manos hasta recuperar la postura inicial.

Repite la secuencia cinco veces.

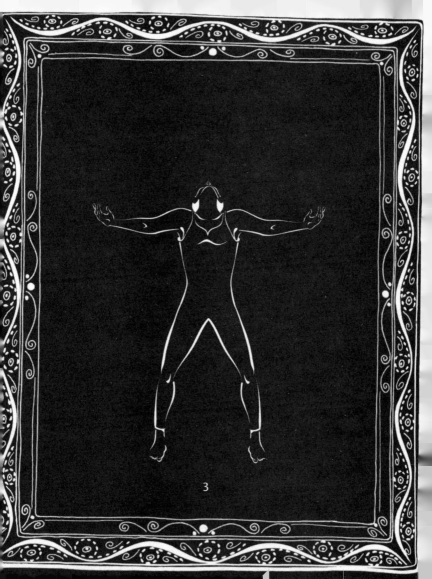

3

La vaca se vuelve
para mirar la luna

Como sucede con todos los ejercicios de esta serie, es fácil enlazar este ejercicio con el anterior. En China, la vaca es un símbolo de abundancia y riqueza. También es célebre por tener un sistema digestivo increíblemente eficaz, así que no es casualidad que este ejercicio se centre en el estómago y el sistema digestivo.

I   En el último ejercicio del arco iris, no bajes los brazos del todo para recuperar la postura inicial de ese movimiento; en su lugar, limítate a girar las manos de forma que se miren entre sí a la altura del pecho. Las muñecas deberían estar dobladas y los dedos apuntándose como si sostuvieran una pelota. En taichi llamamos a esta posición «sostener la pelota». Si empiezas este ejercicio desde una postura de montar a caballo relajada, simplemente levanta las manos hasta alcanzar dicha posición.

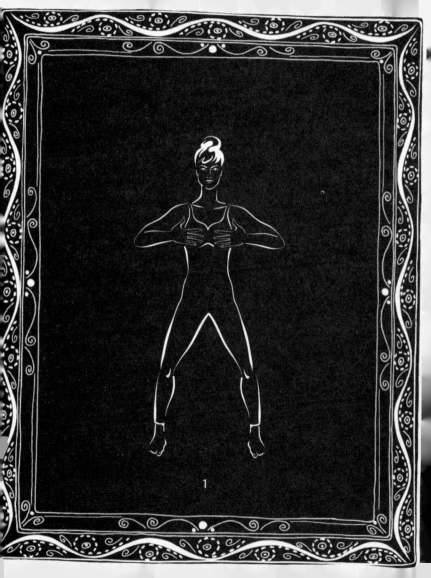

1

2   Espira y gira hacia la derecha por la cintura. Al hacerlo, mantén las manos en la posición de sostener la pelota. Continúa girando todo lo que puedas sin mover los pies. Con la práctica, advertirás que estás mirando justo detrás de ti. Cuando llegues al máximo del movimiento, gira las palmas de las manos de manera que miren hacia fuera.

Inspira y recupera la postura inicial, girando, al hacerlo, las manos, de forma que vuelvan a quedar en la posición de sostener la pelota. Gira hacia la izquierda y repite el movimiento en el otro lado.

Repite la secuencia cinco veces en cada lado. Asegúrate de concentrarte en el sistema digestivo.

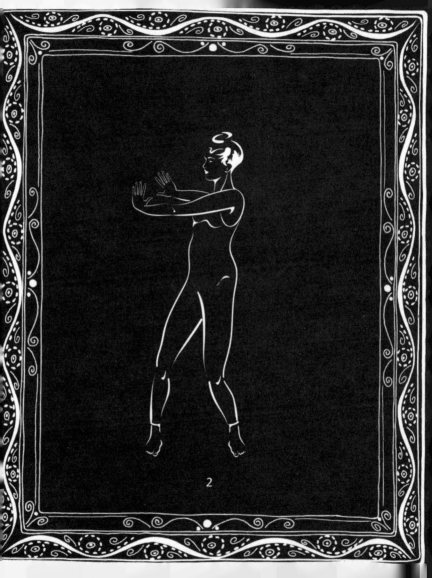

2

Cerrar la puerta

Este ejercicio final se utiliza para que todas las fuerzas del cuerpo queden en armonía y equilibrio. En China se realiza después de cualquier tipo de ejercicio espiritual o incluso simplemente cuando necesitas sentirte equilibrado. Este ejercicio distribuye el *qi* de forma equitativa por todo el cuerpo y armoniza todo tu ser.

1   Ponte de pie en la postura de montar a caballo. Respira lenta y profundamente, y serena tu mente. Inspira y gira las palmas de las manos hacia fuera y hacia arriba, levantando y abriendo ambos brazos en un movimiento fluido hasta que queden a la altura de los hombros.

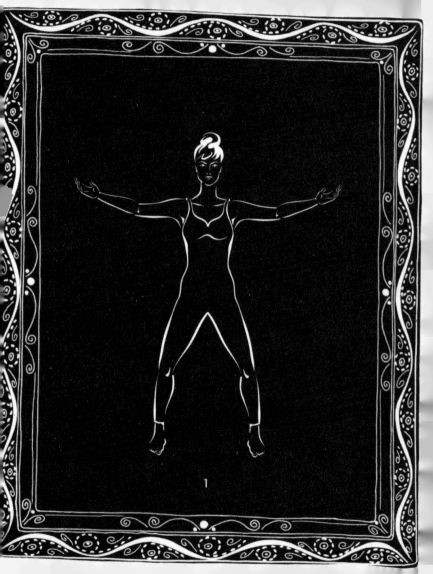

1

2   Cuando las manos alcancen la altura de los hombros, inspira, flexiona los brazos hacia arriba por el codo y gira las manos de forma que las palmas miren hacia abajo, bajándolas ante la cara y la cabeza.

3   Sigue bajando los brazos, dejando que cada una de las partes de tu cuerpo se relaje hasta que las manos queden a la altura de la cintura.

Cada vez que completes cualquier futura serie de ejercicios, deberías terminar con este ejercicio. Normalmente bastará con una o dos repeticiones.

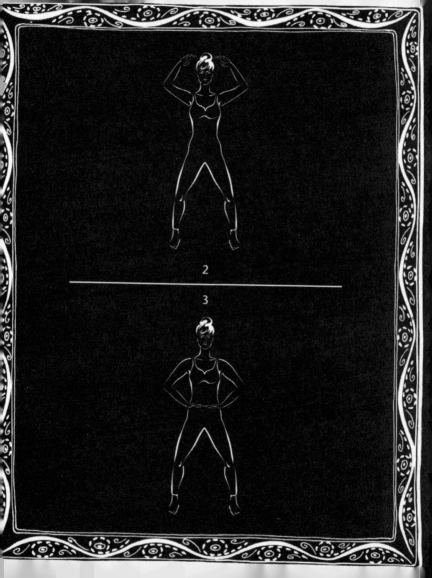

2

3

Serie avanzada
de taichi mariposa

Esta serie es para quienes ya hayan dominado la primera serie de ejercicios de taichi y quieran pasar a algo más avanzado y exigente. Al igual que la secuencia básica, la serie avanzada consiste en cinco ejercicios. Aunque no se hallan ilustrados aquí, deberías empezar con los ejercicios de apertura («levantar agua») y cierre («cerrar la puerta»), tal como se han enseñado en la serie anterior. Estos ejercicios son más fatigosos e implican movimientos dinámicos y de patada que son más exigentes que los de la modalidad anterior.

Al igual que antes, los ejercicios parten de la postura de montar a caballo. No obstante, en esta serie debes adoptar una posición más baja con los pies más separados, y cerrar los puños con las palmas de las manos mirando hacia arriba, manteniéndolas a la altura de la cadera. Recuerda mantener la espalda recta y la cabeza erguida y, por encima de todo, ten en cuenta que debes estar relajado y concentrado.

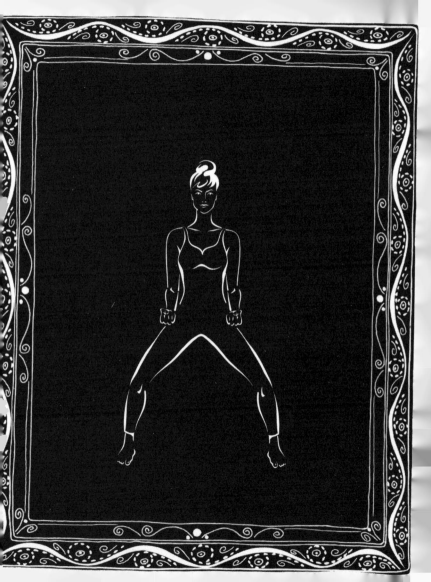

Golpeo alterno

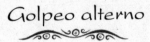

Iniciamos esta serie con un ejercicio muy enérgico. El movimiento se hace primero con una mano y después con la otra, empezando con la derecha. La respiración debe ser enérgica, pero el golpe tiene que ser suave. Este ejercicio se concentra en los pulmones.

I   Ponte de pie en la postura de montar a caballo con los puños cerrados y las palmas de las manos hacia arriba, a la altura de la cadera. Respira profundamente. Al espirar, mueve el puño derecho hacia delante desde la cadera, girando la mano hacia dentro, de forma que la palma quede mirando hacia abajo. No extiendas el brazo del todo; deja el codo un poco curvado. Al mismo tiempo, lleva el brazo izquierdo hacia atrás, con la palma de la mano hacia arriba. El movimiento debería ser fluido.

2   Invierte este proceso de forma que el brazo recupere su posición inicial. Repite en el otro lado.

Repite la secuencia diez veces en cada lado.

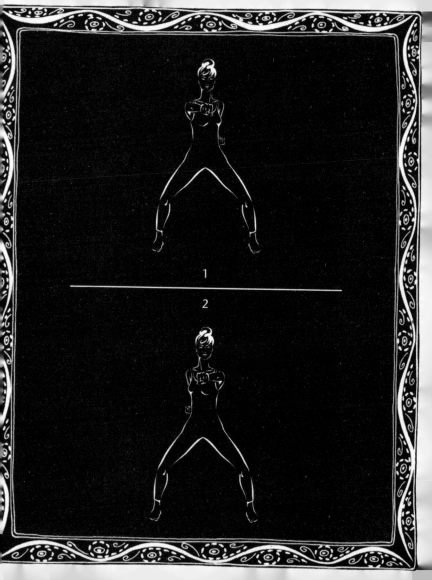

1

2

Dragar el mar
y mirar el cielo

Este ejercicio implica mucho movimiento, de modo que quizá tengas que relajar ligeramente la postura de montar a caballo y dejar que los pies pivoten un poco. Al igual que en el ejercicio de la «aguja en el fondo del mar» de la serie anterior, la flexión que implica este ejercicio hace que la fuerza se concentre en los riñones.

1   Respira profundamente y deja que se expanda la caja torácica. Al mismo tiempo, gira un poco el torso hacia la derecha. Al hacerlo, dóblate un poco hacia delante e impulsa ambas manos hacia fuera y hacia abajo, abriendo los puños y cruzando las manos justo delante de la rodilla derecha.

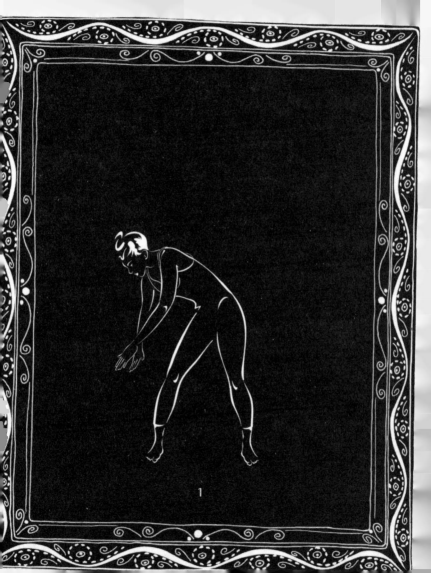

1

2   Mientras respiras profundamente, enderézate y levanta
    bien ambos brazos, que deben estar extendidos y con las
    muñecas aún cruzadas. Mantén la mirada en las manos
    cruzadas en todo momento.

3   Al espirar, gira la cintura hacia la izquierda y baja con
    suavidad los brazos para llevarlos, manteniéndolos cru-
    zados, ante la rodilla izquierda.

    Repite la secuencia diez veces en cada lado.

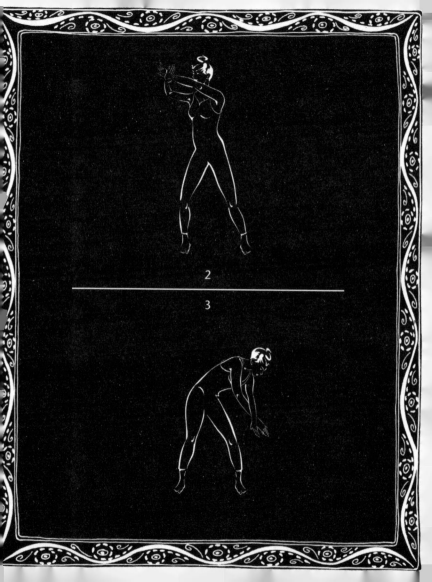

Patada de empuje

Puedes realizar una transición fluida hacia este movimiento desde el anterior, pero en un principio quizá prefieras empezar desde una postura de montar a caballo relajada. Este movimiento, como el del «gallito dorado», debe concentrarse en un movimiento ascendente que beneficia al hígado.

1   Inicia este movimiento con una inspiración coordinada con el levantamiento de los brazos y de la pierna derecha al mismo tiempo. Las manos deben quedar cruzadas, con las palmas orientadas hacia la parte anterior del cuerpo, la mano derecha delante de la izquierda, la rodilla flexionada y la cadera girada hacia fuera en un ángulo de 45°.

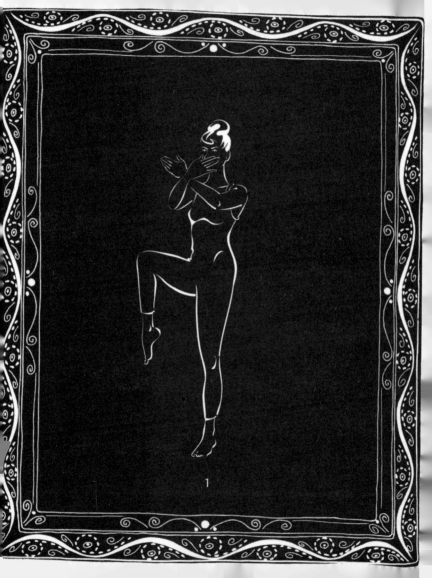

1

2 Al espirar, da una patada hacia fuera con la parte inferior del pie derecho levantado, como si empujases algo con la planta del pie; al mismo tiempo, impulsa ambas manos hacia los lados, con las palmas mirando hacia fuera. La mano derecha debe quedar sobre la pierna que da la patada, mientras la izquierda reproduce dicha postura en el otro lado como si se tratara de un espejo.

Invierte los movimientos, bajando poco a poco el cuerpo para que recupere la postura de montar a caballo; después, repite con la pierna izquierda.

Repite la secuencia diez veces en cada lado.

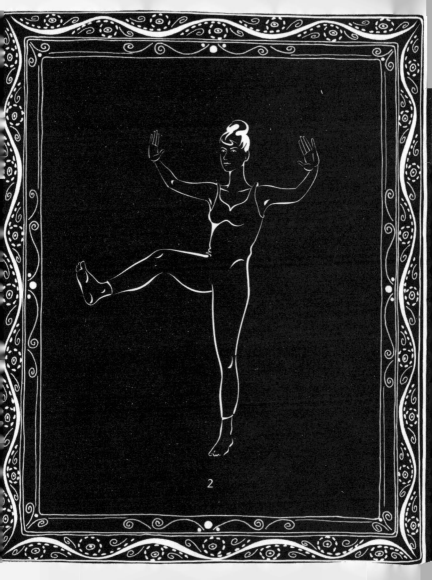

2

Abrir el pecho

En este ejercicio nos concentramos en el corazón. Al igual que en el movimiento de «abrir el arco iris», este ejercicio extiende el pecho y expande la caja torácica. Es importante que los movimientos sean delicados, pero también que logren un amplio desarrollo.

1   De pie en una profunda postura de montar a caballo, junta las manos delante del cuerpo a la altura del pecho, con las muñecas dobladas y los dedos apuntándose entre sí en una posición de «sostener la pelota».

2   Al inspirar, levanta y extiende los brazos hacia atrás como si fueran dos puertas que se abren hacia fuera. Actúa de manera tranquila y relajada. Continúa así hasta llegar al máximo de tu capacidad de estiramiento y, después, coloca las manos delante de ti.

Repite la secuencia diez veces.

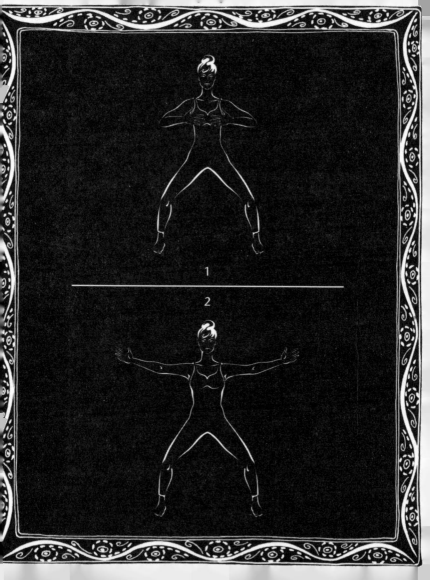

1

2

Los dos dragones
enroscados en la columna

Como en todos los ejercicios de esta serie, éste puede enlazarse fácilmente con el anterior. En este caso, el cuerpo es la columna y los brazos son los dos dragones que giran alrededor del torso. Este ejercicio es saludable para el estómago y el sistema digestivo.

I Ponte de pie en una postura de montar a caballo relajada y respira profundamente. Espira y endereza las rodillas, girando el cuerpo ligeramente hacia la derecha al mismo tiempo que levantas la mano izquierda desde la cadera y la mueves hasta que quede a la altura de la cintura, en la parte anterior del cuerpo. Al mismo tiempo, haz lo contrario con el brazo derecho: con el puño cerrado, lleva el brazo tras de ti, con el dorso de la mano mirando hacia la parte inferior de la espalda.

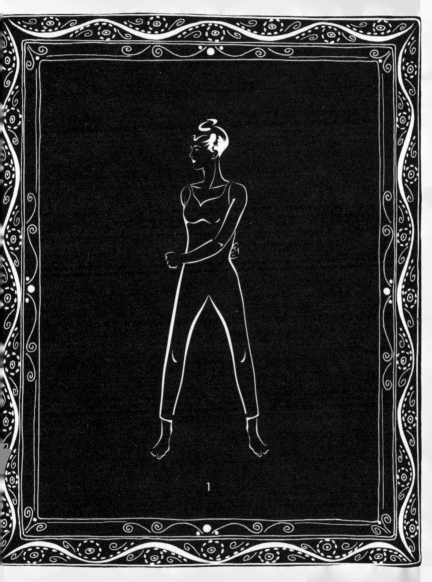

2 Sigue girando hasta donde seas capaz sin mover los pies. Cuando llegues al límite de tus posibilidades, desplaza el peso del cuerpo de una rodilla a la otra y comienza a girar de nuevo hacia la izquierda. Al hacerlo, las manos tienen que intercambiar su posición: en un movimiento fluido y coordinado, lleva el puño derecho desde tu espalda hasta la parte anterior del cuerpo y mueve la mano izquierda con el movimiento de giro, de manera que acabe en la espalda.

Repite la secuencia diez veces en cada lado.